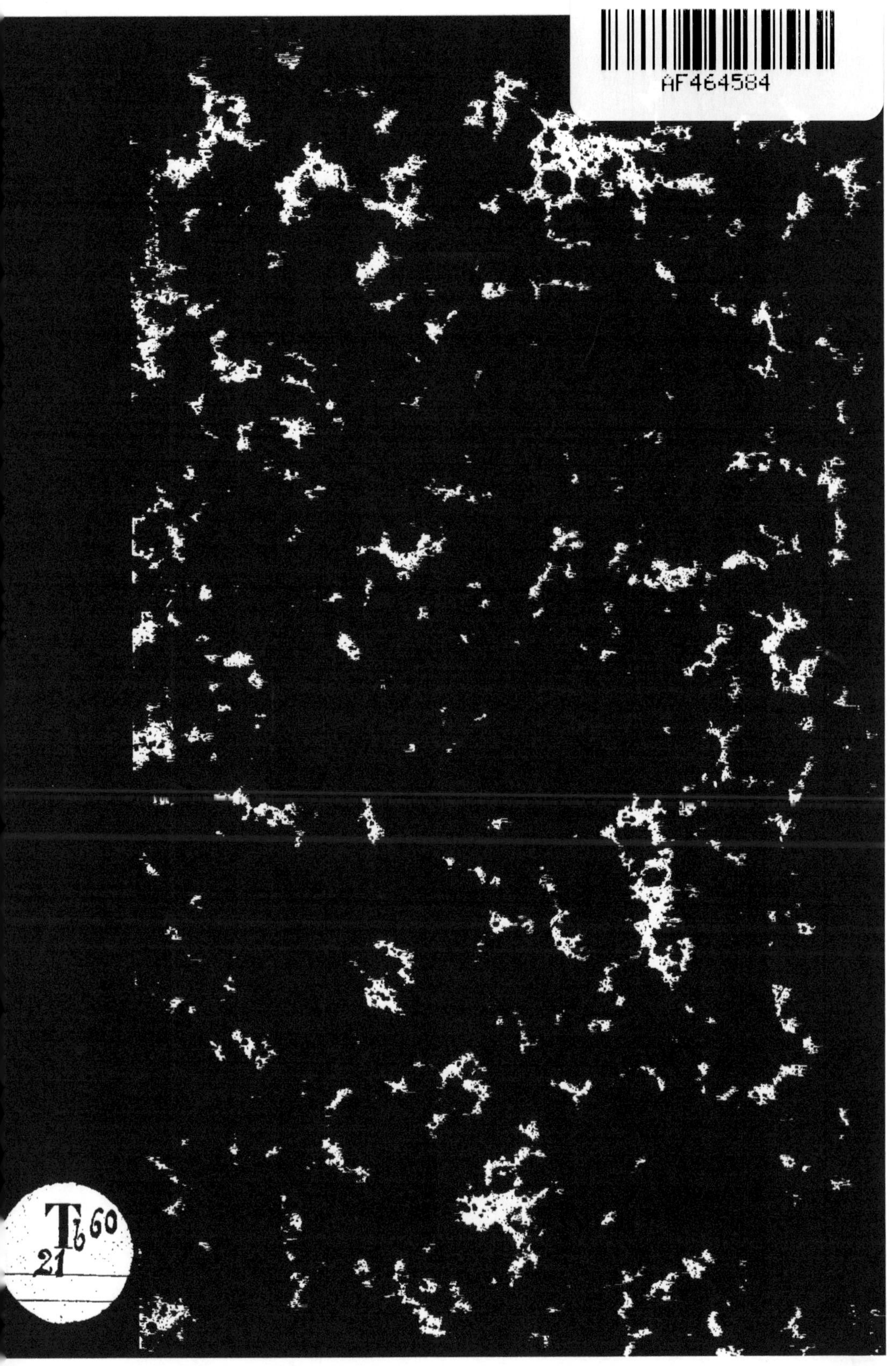

CONTRIBUTIONS

A L'ÉTUDE DU SOMMEIL

NATUREL ET ARTIFICIEL

CONTRIBUTIONS

A

L'ÉTUDE DU SOMMEIL

NATUREL ET ARTIFICIEL

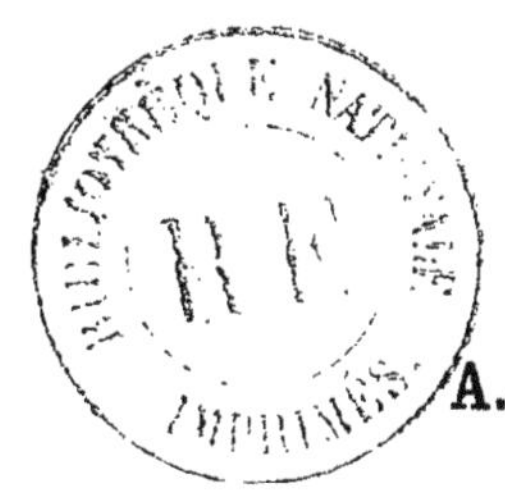

PAR

A.-M. LANGLOIS

DOCTEUR EN MÉDECINE DE LA FACULTÉ DE PARIS

MÉDECIN ADJOINT DE L'ASILE PUBLIC D'ALIÉNÉS
A DIJON

DIJON

IMPRIMERIE ET LITHOGRAPHIE EUGÈNE JOBARD.

—

1877

AVANT-PROPOS

Laissant à des esprits plus clairvoyants, et surtout mieux autorisés, le soin d'expliquer le mécanisme des manifestations intellectuelles pendant le repos nocturne, je ne veux m'occuper dans cette étude que des phénomènes physico-chimiques et électro-moteurs qui se passent au sein de l'organisme. Mon principal objectif est de rechercher les lois qui régissent le sommeil et sont capables d'expliquer son *modus agendi.*

Jusqu'à présent, les physiologistes qui ont traité ce sujet se sont occupés, avant tout, de la circulation cérébrale, et leurs savantes investigations ont porté sur les quantités relatives de sang affluant au cerveau.

De là deux grandes théories en présence : hypérémie et anémie, habilement soutenues de part et d'autre. Malgré l'expérience et les vivisections qui ont apporté leur contingent de preuves à l'appui, la question reste délicate et dans l'attente d'une solution définitive. On a très bien observé la circulation intra-crânienne, sans se préoccuper assez des modifications importantes survenant par suite de la diminution des mouvements respiratoires, du ralentissement des battements cardiaques, ainsi que de l'influence de l'abaissement de la température et du dégagement électrique. En un mot, on a trop négligé la qualité et l'altération du liquide nourricier.

Ce problème, considéré en son tout, est complexe et obscur. N'ayant pas la prétention de le résoudre en entier, je veux seulement éclairer une de ses faces.

Il existe une lacune que j'essaierai de combler en partie, en m'appuyant sur une série de faits acquis à la science, sur l'observation directe et les découvertes les plus récentes des grands physiologistes de notre siècle.

De même que l'anatomiste, désirant se rendre compte du trajet d'un filet nerveux, dissèque à grands coups les parties adjacentes, pour concentrer son attention sur une région limitée ; de même je délaisserai les phénomènes de l'ordre psychique, afin de simplifier ma besogne.

On rencontrera peut-être, dans cet opuscule, des théories audacieuses ; qu'on me les pardonne : une idée excentrique peut faire germer dans un cerveau plus complet que le mien une idée nouvelle et vraie. Ce sera ma meilleure excuse.

A notre époque de scepticisme ignorant, où l'on considère les médecins comme étant presque tous matérialistes, je dis bien haut à ceux qui nous jettent trop légèrement, et sans la comprendre, cette épithète à la face, que c'est en analysant les admirables propriétés de la matière organisée, qu'on conçoit le mieux l'idée d'une cause première, celle d'un créateur.

Il est aussi impossible à l'homme d'animer une simple cellule que de créer de toutes pièces un individu vivant.

PLAN

Définition physiologique du sommeil.
Heures de repos.
Influence de la lumière et de l'obscurité.
Loi de l'intermittence.
Pouvoir réparateur.
Désassimilation pendant la veille.
Assimilation pendant le sommeil.
La position horizontale est un mode de nutrition.
Influence de la pesanteur sur la circulation.
Pas d'oxygène, pas de mouvement vital.
Abaissement de la température du corps.
Pouvoir régénérateur chez les hibernants.
Résolution musculaire.
Obtusion et affaiblissement des sens.
Loi de compensation.
Loi de suppléance
Loi de symétrie.
Augmentation, diminution et perversion d'un sens.
Diminution des mouvements respiratoires.
Diminution de leur amplitude.
Ralentissement des battements cardiaques.
Désoxygénation du sang.
Carboniquation des tissus.
Insensibilité proportionnelle à l'intensité du sommeil.
Influence de la respiration sur la douleur.
Tension électrique.
Identité des agents électriques et nerveux.
Circulation cérébrale.
Hypérémie.
Pause cérébrale
Anémie.
Causes somnifères efficientes.
Causes externes.
Causes internes.

**

CONTRIBUTIONS

A L'ÉTUDE DU SOMMEIL

NATUREL ET ARTIFICIEL

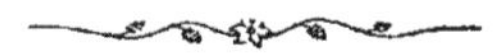

« Si c'est un subject que je n'entende point,
» à cela même je m'essaie, sondant le gué de
» bien loing : et puis le trouvant trop profond
» pour ma taille, je me tiens à la rive. »
(MONTAIGNE, *Essais*, liv. I)

Le sommeil naturel est un phénomène biologique nocturne et intermittent, essentiellement réparateur, ayant pour but de favoriser la nutrition des organes en diminuant l'activité vitale et les oxydations qui s'opèrent dans l'organisme.

Il est caractérisé par la résolution musculaire, un affaiblissement des sens, une diminution des mouvements respiratoires, un ralentissement des battements cardiaques, un abaissement de la température du corps, une désoxygénation du sang et un état d'insensibilité qui est en raison directe de l'intensité du sommeil.

La tension électrique est plus forte que pendant la veille.

Heures du repos.

L'homme et les animaux subissent l'alternance du jour et de la nuit ; les hibernants, celle des saisons. En outre, les habitudes sont héréditaires, et il est certain que nos ancêtres, qui vivaient de la chasse, de la pêche, ou cultivaient la terre, se livraient à ces occupations pendant le jour et dormaient durant la nuit.

Les approches du sommeil se font sentir après le coucher du soleil et peu de temps après le repas du soir, pour l'homme des champs, qui se lève à l'aube et acquiert de la santé en même temps que de l'argent.

Pendant chaque révolution diurne, il nous faut une certaine dose de sommeil, et celui qui essaie de s'en passer, désobéit à la loi naturelle et ne tarde pas à en subir les conséquences.

Les heures de repos coïncident avec l'absence de lumière ; c'est durant les ténèbres que le végétal et l'animal expirent une plus grande quantité d'acide carbonique.

La condition *sine quâ non* de l'existence est le contact de l'oxygène de l'air avec le globule sanguin, ayant pour résultat, par suite de leur affinité chimique, la formation de l'oxyhémoglobine, qui entretient la vie dans la profondeur des tissus.

Matteuci a constaté que la contraction augmente beaucoup l'absorption de l'oxygène et le dégagement de l'acide carbonique.

Il est donc naturel que la période d'activité ait lieu pendant le jour, c'est-à-dire au moment où le règne végétal élabore pour l'animal l'oxygène indispensable au fonctionnement de ses organes ; tandis que la période d'inactivité surviendra lorsque les plantes dormiront elles-mêmes et exhaleront du gaz carbonique.

Sous l'influence de la lumière, les plantes fixent le carbone de l'atmosphère et nous rendent de l'oxygène. Quand le soleil disparaît, la réduction de l'acide carbonique diminue, la plante produit moins d'oxygène et, l'obscurité étant complète, elle exhale tout le gaz carbonique que produisent ses tissus et absorbe l'oxygène de l'air.

« M. Draper (1) prit sept tubes de verre renfermant » chacun de l'eau chargée d'acide carbonique et une » feuille de graminée ; il fit tomber sur chacun d'eux » l'une des sept couleurs du spectre ; il se dégagea de » l'oxygène dans les tubes recevant les rayons rouges » et jaunes : et il n'y avait rien dans les autres. »

Les rayons rouge et jaune sont donc les seuls qui donnent aux plantes la propriété de renouveler l'oxygène de l'air.

Les rayons lumineux sont, en outre, nécessaires à la vie, à cause de leurs propriétés excitantes et calorifiques. Elles activent la circulation périphérique ; elles élèvent la température de la peau et facilitent la perspiration cutanée.

A Paris et dans les grandes villes, les habitués des tripots clandestins, des cercles où l'on joue avec passion, les viveurs qui font du jour la nuit, se reconnaissent aisément à leurs yeux caves, à leur teint blême et plombé.

Sans multiplier les exemples, tout le monde sait que les mineurs, vivant dans l'obscurité, sont pâles et anémiés ; que quelques jours passés au soleil suffisent pour leur rendre la vigueur primitive.

(1) Voir pour les citations à l'index bibliographique.

Suivant un auteur anglais, l'astre du jour agirait en provoquant des décharges nerveuses :

« Une lumière vive, en causant dans le nerf optique » des changements ondulatoires plus forts, augmente le » degré de la respiration, et les autres facultés vitales sont » sans doute exaltées en même temps. » (Herbert Spencer.) Un autre savant anglais affirme que « la force qui » anime l'organisme humain et entretient les courants du » cerveau, a son origine dans la grande source primordiale » de force vive, le soleil, dont l'action sur la végétation » produit des organismes qui, en se détruisant dans un » organisme animal, donnent naissance à toute la force » nécessaire à l'entretien des actes de cet animal. » (Bain.) Enfin le corps humain est soumis aux lois du rayonnement, et dans l'obscurité, il se mettra en équilibre avec le milieu ambiant qui est plus froid et perdra davantage de calorique ; mais n'anticipons pas : cette influence de l'obscurité et du refroidissement consécutif sera plus approfondie quand nous nous occuperons des causes du sommeil et de l'analgésie.

Intermittence du Sommeil.

Tout ce qui vit et engendre le mouvement se repose. Dans la vie organique, le poumon et le cœur ont leur moment d'arrêt. La chaleur se transforme en mouvement, et la réciproque est vraie.

Il faut donc qu'après des combustions internes suivies d'une élévation notable de la chaleur animale, il s'opère une nutrition plus active et un abaissement de la température, abaissement résultant en partie du repos. Il est bien entendu que ce repos n'est que relatif, puisque le mouvement vital ne cesse qu'avec la mort, et encore les poils continuent à pousser sur le cadavre. Avec la putréfaction commence la désagrégation des tissus, espèce de fermentation putride qui est un mouvement et une transformation des cellules.

Les heures de repos doivent être dosées comme les aliments : l'enfant et l'adulte en exigent un plus grand nombre que le vieillard, et ces quantités sont en rapport avec la plus ou moins grande dépense effectuée par l'organisme.

« Nous pouvons pendant un certain temps soustraire » les organes de la vie animale à la loi de l'intermit- » tence ; mais ils la subissent, et rien ne peut, à une » certaine époque, en suspendre l'influence.

» Epuisés par une veille prolongée, le soldat dort à côté » du canon, l'esclave sous les verges qui le frappent et » le criminel au milieu des tourments de la question. » (Bichat.)

Si merveilleuse qu'elle soit, la machine humaine ne saurait s'astreindre à la continuité du mouvement.

La contractilité musculaire a une limite infranchissable, et quoique le dégagement progressif du calorique soit contrebalancé par l'évaporation cutanée et le rayonnement, il surviendrait une température incompatible avec la vie. Une augmentation de quatre ou cinq degrés suffit pour les animaux à sang chaud.

Que se passe-t-il chez un homme se livrant à un exercice violent et soutenu ? Les respirations augmentent d'amplitude, s'accélèrent, ainsi que les pulsations ; le sang, chargé d'oxygène, active les combustions internes et engendre la chaleur qui se transforme en force, mais à la condition de brûler les réserves que l'économie avait emmagasinées, et quand la dépense l'emportera trop sur le gain, le fonctionnement des organes cessera par suite de la dénutrition des divers appareils.

Quand le muscle est soumis à un travail excessif, les combustions internes s'exagèrent, l'élimination s'affaiblit et ne peut entraîner les produits de décomposition ; aussi il se forme de l'acide lactique, et la réaction du muscle est acide, tandis qu'à l'état de repos cette réaction est neutre ou alcaline.

Or M. Ranke a démontré que pour produire de la fatigue, il suffit d'injecter de l'acide lactique dans les muscles.

D'un autre côté, Kroniker a pu établir que pour rendre à des muscles fatigués par des contractions multiples toute leur énergie primitive, il suffit de faire passer à travers ces muscles un liquide oxygéné, tel que du permanganate de potasse.

$$Tm = Tu + Tp$$

Le travail moteur est égal au travail utile, plus le travail passif.

Cette formule, qui sert à démontrer en mécanique l'impossibilité du mouvement perpétuel, est exacte en biologie, et le rendement de l'organisme est soumis à cette règle.

La machine humaine étant chauffée à point, le jeu des poumons assuré, le sang circule normalement. Alors le mécanicien, la volonté, commande, et mon bras étant inerte, je veux saisir un objet. La source du travail moteur est la chaleur animale ; le travail utile est la contraction, la force musculaire soulevant mon bras et luttant contre la pesanteur ; le travail passif est la résistance des milieux, des frottements et l'usure des tissus.

Or, dans cet acte, il y a eu élévation de la température,

et par conséquent oxygénation des éléments histologiques. Nous avons déjà établi qu'il est une température qu'on ne saurait impunément dépasser, ce qui arriverait par suite de contractions incessantes et produirait le même effet que dans un muscle que l'on fait contracter au moyen de secousses électriques, lequel, à un moment donné, devient inerte.

Donc, en biologie comme en mécanique, la continuité du mouvement est impossible. Ce n'est pas le moment de s'écrier : *Dura lex sed lex ;* si nous eussions été condamnés à une activité sans relâche, notre existence eût été aussi éphémère que celle de ces insectes qui naissent, procréent et meurent.

Le Sommeil est réparateur.

L'observation de soi-même suffit pour reconnaître l'évidence de cet axiome, et chacun a pu apprécier cette sensation de bien-être qu'on éprouve au sortir d'une bonne nuit.

Il n'est jamais passé par l'esprit d'un ingénieur de réparer une locomobile tant qu'elle fonctionne. La régénération de nos tissus se fait surtout pendant l'inaction ; inaction relative et intéressant spécialement la vie animale, car c'est à ce moment que la vie organique est dans la plénitude de ses fonctions réparatrices.

« Tandis que nous reposons, une force vitale cesse de » se manifester ; par contre, d'autres travaillent d'autant » plus : les fonctions organiques sont généralement exal- » tées, en même temps que celles de l'esprit et des mus- » cles baissent. » (Bain.)

Une loi, qu'on pourrait appeler celle des contrastes,

exige qu'à la station verticale succède la position horizontale, et l'explication en est très simple.

Dans la station debout, la circulation veineuse est entravée par la gravitation universelle. Il est évident qu'à volume égal du cœur, il faut chez un homme de six pieds une pression plus forte pour opérer la circulation de retour que chez un individu de petite taille. Un gramme de sang, obligé de remonter depuis l'orteil jusqu'au poumon, luttera beaucoup plus, contre la pesanteur, chez le géant que chez le nain.

Lorsque nous sommes couchés, cette même pesanteur n'agit plus sur les liquides que suivant les diamètres transverses des membres, du tronc et de la tête, diamètres minimes en comparaison de la longueur totale du corps.

Alors les contractions du cœur diminuent d'énergie et de fréquence ; il en résulte un repos salutaire pour les fibres cardiaques, une circulation plus lente, une réparation plus complète.

La position horizontale, non seulement défatigue, mais elle est un *mode de nutrition ;* le cerveau et le cervelet bénéficieront de cette nutrition plus parfaite.

Il suffit de coucher une personne évanouie et la tête basse pour lui faire reprendre ses sens.

Gay a observé sur lui-même que le nombre des respirations était de 13 quand il était couché, de 19 quand il était assis et de 22 quand il était debout.

La position horizontale a toujours été d'une grande utilité en chirurgie et en médecine. Non seulement les plaies, les blessures et les ulcères des jambes guérissent beaucoup plus vite, mais dès que nous sommes trop affaiblis nous devons garder le lit pour reprendre de la vigueur.

Il est prouvé qu'une attention soutenue, qu'une tension intellectuelle, en un mot que tout ce que nous appelons les *travaux* de l'esprit, exigent une dépense, une dénutrition plus grandes que le travail d'un manœuvre. C'est encore cette position qui nous procure le meilleur moyen de nous défatiguer intellectuellement, et même elle facilite l'éclosion des idées.

Bricheteau cite un jeune homme qui, ayant la conception très difficile lorsqu'il était debout, avait pris l'habitude de se coucher, la tête au-dessous du niveau du corps, et, dans cette position, ses facultés étaient excitées.

Le professeur Goupil, dit Michel Lévy dans son *Traité d'hygiène,* avait l'habitude de s'étendre horizontalement, et élaborait dans cette position les brillantes leçons qu'il faisait à la Faculté de Strasbourg.

Revenons aux effets réparateurs du sommeil et signalons en passant son action bienfaisante dans les maladies, la convalescence et dans les affections mentales :

« Pendant le sommeil, la période de réparation l'em-
» porte de beaucoup. Ce n'est pas que, durant la période
» d'activité, la déperdition marche sans la réparation, et
» que dans la période d'inactivité, le contraire ait lieu :
» les deux vont ensemble.

» Il est très possible que la réparation est aussi rapide
» durant le jour que durant la nuit, peut-être même *plus*
» *rapide,* car le sang est en moyenne plus riche et coule
» plus vite ; mais, durant le jour, la perte est plus grande
» que le gain, tandis que durant la nuit, il y a à peine
» quelque perte qui diminue le gain.

» De là résulte une accumulation ; il y a restauration du
» tissu nerveux dans son intégrité. » (H. SPENCER.)

Malgré l'autorité du savant anglais, nous ne saurions admettre sa théorie, lorsqu'il pense que la réparation peut être plus rapide pendant le jour, parce que le sang est plus riche et circule plus vite.

C'est précisément parce que le torrent de la circulation est plus rapide, que ses globules sont plus riches en oxygène ; qu'il occasionne des combustions plus vives, qu'il entretient le mouvement, la chaleur animale ayant pour résultat final la lassitude des muscles et une plus grande production d'urée.

Or nous savons que l'urée est le résultat constant de la désassimilation des tissus, notamment de la musculine.

Du reste, le meilleur argument consiste en l'appréciation de notre illustre maître Cl. Bernard :

« Dans la période de repos, la cellule s'assimile les » matériaux qu'elle dépensera plus tard ; elle se nourrit. » Elle organise par des phénomènes de réduction ce qu'elle » dépensera par des phénomènes d'oxydation.

» Dans cette première période, tout dans la circulation » et la calorification nous montre que ce moment est celui » où l'influence des vaso-constricteurs ou *frigorifiques*, se » montre avec le plus d'évidence.

» Dans la période d'activité, la *dénutrition* commence ; » le muscle brûle ses matériaux pour produire de la cha- » leur, c'est-à-dire de la force. Or, en ce moment, les » vaso-dilatateurs ou *calorifiques* sont en pleine action. »

Lorsque Lavoisier, la balance en main, prouva que la combustion n'est pas une destruction, mais une combinaison, il créa une ère nouvelle. Et la chimie nous démontre que si la combustion est une combinaison, il n'y a pas de combinaison sans élévation de température. Donc les oxydations qui se font dans l'intimité des tissus sont la source du mouvement, et cette source est alimentée par l'*oxygène* du globule rouge ; par conséquent, pas d'oxygène, pas de mouvement. La présence de ce gaz est même nécessaire à l'accomplissement des mouvements extérieurs qu'on observe chez certains végétaux. Il résulte des expériences de Kabsch que les étamines de mahonia cessent d'être irritables sous une pression de 22 millimètres de mercure.

Ces phénomènes ne sont pas dus à l'abaissement de pression, mais à la faible tension de l'oxygène. Simpson a le premier démontré que la sensitive, plongée dans une atmosphère de chloroforme, perdait ses propriétés motrices. Les étamines du genre mahonia subissent la même influence.

La plante est privée de locomotion, il est vrai, mais la croissance d'une tige est du mouvement en longueur et pendant la pousse il y a absorption d'oxygène. Les poètes qui ont dit que le sommeil était l'image de la mort se sont singulièrement trompés : c'est tout le contraire.

L'activité des organes, c'est la route qui nous mène vers la tombe ; les heures de repos en sont les étapes, qui retardent le moment fatal.

Nous avons ajouté qu'il survenait, pendant le sommeil, un abaissement de la température, facile à constater par le thermomètre. Cette diminution de la chaleur est une des causes les plus puissantes de la réparation.

Dans certaines conditions, ce refroidissement du liquide nourricier devient régénérateur :

« Si les cicatrisations et reproductions d'une partie » enlevée sont si faciles chez les animaux à sang froid, » c'est parce que le milieu intérieur est plus froid. » (Cl. Bernard.)

Les animaux à sang chaud sont dépourvus de cette puissance régénératrice.

On peut néanmoins, lorsqu'ils sont placés dans des conditions identiques, obtenir des effets semblables :

« Chez le loir, dans la période active ou de réveil, on » n'a jamais observé la reproduction de la queue amputée ; » mais chez le même animal, pendant le refroidissement » et l'engourdissement hibernal, on a pu obtenir une régé- » nération analogue à celle qu'offre cet organe chez le » lézard. » (Cl. Bernard.)

Résolution musculaire.

Par résolution, nous entendons un relâchement général du système musculaire, de telle sorte que les membres sont jetés à l'abandon et n'obéissent plus qu'aux lois de la pesanteur.

Notons que pendant le repos ordinaire, cette résolution n'est pas aussi complète, la tonicité existant toujours.

Plus le sommeil est profond et plus ce relâchement est complet. Il atteint son maximum dans le coma congestif et le stertor du troisième stade de l'attaque épileptique :

« Le sommeil implique une diminution de décharge » nerveuse générale et spéciale. Une diminution de dé- » charge générale doit donc se manifester par une dimi- » nution de la contraction tonique. C'est ce qu'on voit » aussi.

» Quand on tombe endormi, il y a relâchement muscu- » laire, quoique antérieurement l'attitude fût telle, qu'il » semblât qu'il n'y eût eu besoin d'aucun effort pour la » maintenir ; cependant la preuve qu'il y avait effort mus- » culaire et que subitement il est devenu moindre, c'est » que les jambes et la tête tombent de manière à prendre » une position plus stable. » (H. Spencer.)

C'est aussi la résolution musculaire qui occasionne la chute des paupières et l'affaissement de la mâchoire inférieure.

Chez l'homme, c'est la règle; mais il n'en est pas ainsi parmi tous les mammifères et en particulier les oiseaux.

Les chevaux domestiques ne se couchent pour dormir que lorsqu'ils sont fatigués ou malades; tandis qu'à l'état sauvage, ces animaux dorment en cercle, laissant au centre les jeunes et présentant à la circonférence leur défense naturelle, le train de derrière prêt à ruer en cas d'attaque par des fauves.

Un quadrupède dormant debout implique un état de contraction permanente dans les jambes, et le repos n'est possible dans cette position qu'à cause du centre de gravité qui permet à l'animal de se tenir dans un état d'équilibre stable.

L'homme et les singes anthropomorphes ne peuvent dormir debout, le poids de la tête l'emportant toujours en avant, parce que le centre de gravité est situé en avant du point d'appui, représenté par un cylindre roulant à l'extrémité supérieure de la colonne vertébrale.

Cette conformation nous explique pourquoi un homme frappé mortellement par une balle en pleine poitrine tombe la face contre terre.

On cite quelques exemples de soldats épuisés de fatigue qui dormaient en marche. C'est précisément parce qu'ils marchaient qu'il leur était possible de sommeiller pendant quelques pas.

Sans être endormis, il est facile de nous convaincre par l'expérience qu'il ne saurait en être autrement.

Le corps étant droit, les pieds rapprochés, penchez la tête progressivement en inclinant le torse, et vous verrez qu'à un moment donné vous serez obligé de faire un pas en avant, sous peine de tomber face contre terre.

Lorsqu'un échassier (une cigogne) dort sur une patte, il

faut qu'une contraction musculaire maintienne cet équilibre instable, qui est facilité par la position de la tête sous l'aile.

Nous étant imposé de ne pas parler des manifestations intellectuelles pendant l'acte de dormir, il ne nous est pas permis d'invoquer l'influence de la volonté, et le problème consiste à résoudre cette proposition :

Existe-t-il des contractions musculaires actives et inconscientes ?

Il est bien évident que nous devons rechercher ces contractions dans la vie de relation, car tous les viscères se contractent sans que nous en ayons conscience, sans que nous puissions les en empêcher.

Normalement, lorsque nous désirons distinguer un objet éloigné ou un bruit lointain, il se fait au moyen des muscles de l'œil et du marteau de l'oreille interne, une *accommodation* dont nous ne nous doutons pas. Lorsque nous sommes endormis, les sphincters luttent contre l'émission des matières accumulées dans la vessie, dans le rectum, et nous pouvons les relâcher quand il nous plaît, pendant la veille.

Combien encore sont fréquents les cas d'automatisme inconscient !

Si nous voulions pénétrer dans le domaine de la pathologie, il serait aisé d'amasser nombre de faits probants, tels que les crampes, les spasmes, les convulsions et les contractions utérines qui sont involontaires pendant l'accouchement.

Dans l'extase, la catalepsie, on peut à son gré faire prendre au sujet la posture la plus bizarre, la plus fatigante, et cela pendant un temps très long.

Revenons au sommeil naturel, et voyons s'il n'est pas possible de trouver une loi expliquant ces diverses attitudes qui, à première vue, paraissent incompatibles avec lui.

Pendant les ténèbres, tous les animaux sauvages doivent se garantir de leurs nombreux ennemis. Le tigre dans ses jungles, l'ours dans sa tanière, l'oiseau dans l'épais feuillage des forêts, se dérobent aux regards de leurs adversaires innés. Outre ces avantages de l'habitat, ils doivent se placer dans les meilleures conditions pour repousser une attaque ou se disposer à fuir.

Or c'est dans la fuite que la plupart des oiseaux (ceux de proie exceptés) cherchent leur salut ; il faut que leurs pattes, toujours contractées, soient susceptibles, en faisant ressort, de les lancer, à la moindre alerte, le plus vite possible dans l'espace ; tandis que s'ils dormaient à terre et couchés sur le flanc, ils seraient saisis et dévorés avant qu'ils eussent eu le temps de prendre leur essor.

Cette contractilité des muscles est donc réellement un moyen de défense, et c'est en vertu de la grande loi de Darwin (la lutte pour l'existence) que ces animaux dorment sans résolution musculaire.

On pourra m'objecter que cette tonicité existe chez l'homme qui dort, mais entre cet état d'antagonisme musculaire, de relâchement incomplet et une véritable contraction semblable à celle qui maintient l'oiseau en équilibre sur une branche, au moyen de ses griffes, il y a un abîme.

Souvent, après le repas, nous nous endormons sur un fauteuil avec un livre ou un journal à la main ; la plupart du temps, c'est la chute de cet objet qui nous réveille, et nous savons qu'il nous serait impossible de dormir en conservant l'objet même le plus léger entre le pouce et l'index.

En résumé, la résolution est la règle dans l'espèce humaine.

****

Obtusion des sens. — Loi de compensation. Loi de suppléance.

Les organes des sens sont doubles ; la langue elle-même est partagée, par son raphé médian, en deux parties symétriques ; les points d'émergence des nerfs sont doubles pour chacun d'eux.

La perte de l'un de ces deux organes a pour résultat de rendre l'autre plus apte à remplir ses fonctions.

Celui-ci, par l'habitude et l'exercice, acquiert de la force, de l'acuité, comme dans la demi-cécité, la demi-surdité, etc.

C'est en vertu de la loi de compensation.

Quand un sens est complètement aboli, un ou tous les autres concourent à le remplacer, comme le toucher chez l'aveugle, qui se rend compte des accidents du sol et des obstacles au moyen de la sensibilité tactile ; son bâton servant d'intermédiaire, de conducteur, entre les objets et sa main ; comme la vue chez le sourd-muet, qui comprend au mouvement des lèvres, étudie le jeu de la physionomie et note le moindre geste pour deviner nos pensées ; comme la vue encore chez l'ataxique, qui trébuche et tombe dès qu'il ferme les yeux, parce que la plante des pieds n'est plus sensible.

L'odorat et le goût, qui paraissent beaucoup moins importants pour l'existence, le sont plus qu'on ne le pense généralement.

Le premier nous met en garde contre certaines odeurs dangereuses à respirer, telles que le gaz d'éclairage, et nous avertit que le feu est à nos vêtements.

Le second nous prévient par une sensation de cuisson ou d'âcreté que certaines matières sont nuisibles ou ingérées en trop grande quantité : acides, sels caustiques et condiments.

Dans une certaine limite, ces sens, qui paraissent inférieurs et destinés à nous procurer le plaisir des parfums et de la table, peuvent être suppléés par la vue.

Il suffit de bander les yeux et de pincer les narines pour avaler de la terre, de la boue et des liquides infects, sans pouvoir apprécier ni odeur ni saveur.

C'est en vertu de la loi de suppléance.

Parfois nous supprimons volontairement un ou plusieurs sens pour donner plus d'acuité à un autre.

Quand nous voulons donner le plus de délicatesse possible à l'ouïe, nous fermons les yeux, nous retenons notre respiration et par suite supprimons, en faveur du sens qui est en exercice, la vue et l'odorat.

Pour se rendre compte de la forme d'un objet éloigné ou très petit, on fronce les sourcils, on respire lentement et sans bruit. Il suffit d'observer un micrographe ou une personne cherchant à déchiffrer une écriture illisible.

Cette diminution volontaire n'étant que passagère, n'entraîne pas de modifications sérieuses dans le fonctionnement des autres organes, mais il en est autrement lorsque nous exerçons avec persévérance un des cinq sens.

A force de tenir en éveil un sens, il se développe et arrive à un degré étonnant. Le musicien distingue des changements de ton quand il n'y a que du bruit pour un autre. L'Indien possède un véritable flair et reconnaît la piste d'un Européen de celle d'un homme de couleur. Le sculpteur a une idée de la résistance de la matière bien plus nette que nous autres, et le chirurgien sait quelle force il doit employer pour diviser les tissus. Les marins signalent une voile et indiquent le gréement d'un navire à des distances impossibles pour des yeux aussi bons, mais moins exercés. Les mineurs voient mieux dans les ténèbres et le paysagiste distingue dans une forêt des couleurs à l'infini, lorsque d'autres ne voient que du vert et du jaune. Le chimiste et le pharmacien reconnaissent bien mieux les odeurs et les saveurs. Les dégustateurs font de véritables tours de force en indiquant les différents crus et l'âge des vins.

Mais l'excès en tout est nuisible. Si on arrive à perfectionner un sens par un usage bien entendu, l'abus amène un résultat contraire. Il faut alors se défier du principe suivant, qui, en physiologie, est constant:

Augmentation, puis diminution et perversion.

Le micrographe affaiblit l'œil dont il use habituellement, le priseur perd l'odorat, le mangeur de piment le goût, etc.

Si un des sens est maintenu en activité jusqu'à ce que la lassitude arrive, il y a alors perversion ou illusion.

J'ai connu pendant le bombardement de Strasbourg des poltrons qui, l'oreille constamment aux écoutes, se jetaient brusquement sous une porte ou baissaient la tête, croyant entendre le sifflement d'un obus lorsqu'il n'existait que des bruits auxquels ils n'auraient pas prêté la moindre attention en temps de paix.

Les monomanes lypémaniaques, persuadés qu'on en veut à leurs jours, craignant d'être empoisonnés à chaque repas, concentrent toute leur attention sur le goût et l'odorat et arrivent à trouver, même dans l'eau pure, le goût et l'odeur de poisons qu'ils ne connaissent que de nom.

On peut, en fatiguant exprès un sens, arriver à cette perversion.

Fixez, sans cligner les paupières, une gravure dont les plans sont très accusés, et vous pourrez vous convaincre qu'il arrivera un moment où cette gravure remuera, surtout si vos yeux se placent insensiblement en strabisme convergent. Si peu que dure cet instant, vous verrez double, et cela aura suffi pour faire croire à un mouvement.

Contrairement à tout ce que nous venons de dire, il est des circonstances où plusieurs sens concourent ensemble et s'associent pour arriver au même but.

Supposons qu'on nous oblige à reconnaître une fleur artificielle d'une naturelle.

Nous commencerons par l'examiner de la vue, puis nous la porterons au nez, et si nous ne sommes pas suffisamment renseignés, car il y a des fleurs inodores, nous froisserons les pétales, occasionnant ainsi un bruit et un attouchement qui demanderont l'avis de l'ouïe et du toucher, puis, s'il reste un doute, nous n'hésiterons pas à goûter un pétale, et nous ferons ainsi concourir les cinq sens à la découverte d'une vérité.

Ce que nous venons de poser en principes subsiste pendant les heures de repos.

Les sens paraissent d'abord affaiblis dans l'ordre suivant :

Les paupières sont closes par la résolution des élévateurs, et pendant la nuit la vue est abolie.

Lorsque nous sommes exposés à une lumière assez vive, quelques rayons passent à travers la paupière et les cils.

L'insensibilité de la peau et celle des muqueuses vient ensuite ; on peut chatouiller les narines et ne provoquer que des mouvements réflexes.

L'odorat est bien affaibli, car des personnes, mettant le feu à leurs rideaux de lits, ne se sont réveillées que par la clarté de la flamme ou par suite de brûlures.

C'est donc l'ouïe qui veille et supplée aux autres sens; c'est elle qui, dans l'obscurité, est placée dans les meilleures conditions pour nous prévenir de l'approche d'un ennemi. On sait que chez les agonisants, c'est elle qui persiste en dernier lieu, et l'on ne saurait trop recommander la prudence à l'entourage des mourants.

Dans la catalepsie, c'est encore elle qui persiste ; ces malheureux s'entendent clouer dans le cercueil sans pouvoir pousser un cri ou exécuter un mouvement. L'ouïe élimine si bien les autres bruits habituels, que le meunier dort pendant le tic-tac de son moulin, mais il est réveillé par le grattement d'une souris.

Quand on dit d'une personne qu'elle a le sommeil très léger, on devrait plutôt dire qu'elle a l'ouïe très fine.

La compensation d'un organe par son congénère nous explique, dans une certaine mesure, pourquoi presque tous les organes sont doubles et symétriques.

Figurons-nous un homme coupé suivant la médiane, et supposons qu'une moitié puisse continuer à vivre comme auparavant.

Il est évident que cet être insymétrique ne saurait bénéficier de la *survivance aux plus aptes,* et que si on peut vivre avec une hémisphère, un poumon, un œil, un pied, une main, etc., une affection grave, une simple fracture, le mettrait dans des conditions incompatibles avec l'existence.

La reproduction de la race serait bien compromise par une maladie de son unique testicule ou de l'ovaire de sa demi-femelle.

Ce qu'il y aurait encore de plus bizarre, c'est que ce que nous appelons une hémiplégie chez l'homme complet, devrait être produit chez notre asymétrique par une lésion existant dans l'hémisphère de la moitié dont il serait séparé.

Réciproquement, à cause de l'entrecroisement des nerfs moteurs, une lésion dans son propre hémisphère devrait paralyser l'autre moitié.

Cette supposition n'est pas aussi ridicule qu'elle le paraît *à priori*. Si un de nos semblables venait au monde frappé d'*hémiplégie totale*, c'est-à-dire paralysé de toute une moitié du corps, il se trouverait dans des conditions presque identiques, avec cette différence que la moitié inerte serait accolée à l'autre.

Cette loi de la symétrie est bien plus frappante chez ces animaux inférieurs qui se reproduisent par scissiparité, dont chaque segmentation contient les éléments d'un individu complet.

Enfin, quand il y a exagération ou perversion, elle donne naissance aux monstres doubles (frères japonais, Millie-Christine).

Diminution des mouvements respiratoires et ralentissement des battements cardiaques.

L'observation et l'expérimentation directe ne laissent pas le moindre doute à cet égard. Marey et Paul Bert, à l'aide de leurs ingénieux appareils, ont démontré mécaniquement que pendant le repos les mouvements respiratoires diminuent et amènent le ralentissement du pouls.

Nous pouvons affirmer qu'à l'état physiologique, il existe entre la respiration, la circulation et la chaleur animale, une solidarité qui ne se dément jamais.

Sous l'influence du sommeil, les respirations diminuent d'environ un quart, et cela doit être ainsi.

En effet, dans quelles circonstances et dans quel but les mouvements thoraciques sont-ils accélérés?

Chacun sait que pendant l'effort, on fait des inspirations profondes, le sang oxygéné à point permet plus facilement le travail des muscles mis en jeu. Et comme il est nécessaire que pendant l'activité les tissus les plus profonds respirent largement, le gaz vivifiant doit être apporté en plus grande abondance, ce qui est facilité par l'accélération des respirations et de la circulation. C'est pour ce motif qu'un homme sanguin supporte mieux un travail continu que l'anémique qui ne peut dépenser quelque force sans éprouver de suite de la fatigue, de l'essoufflement et des palpitations de cœur, palpitations compensatrices, ayant pour but d'amener au contact de l'air une plus grande quantité de globules et de favoriser l'hématose.

L'acte respiratoire augmentera donc de fréquence toutes les fois qu'il sera nécessaire de fournir du combustible à l'économie.

Quand nous serons immobiles et, à plus forte raison, endormis, les tissus exigeront moins de gaz comburant. Ce que le sang possédera en excès, au lieu d'être dépensé en force, servira aux phénomènes d'oxydation et contrebalancera le rayonnement de l'organisme.

Le cœur, pompe foulante et aspirante, se trouvant soulagé par la position horizontale, réduira son énergie, régularisera le jeu de ses soupapes et chassera lentement des ondées réparatrices.

Le rhythme du cœur décroît suivant le degré du sommeil ; la pause respiratoire augmente en proportion ; chez les hibernants, elle varie de une à six minutes. Chez ces derniers, elle sert à mesurer l'intensité de l'engourdissement : plus elle est longue, et plus l'animal est profondément endormi.

Enfin, le sommeil étant essentiellement réparateur et diamétralement opposé à la veille, c'est-à-dire à la dénutrition ; on doit admettre que les appareils de la respiration, de la circulation et de la calorification présenteront une manière d'être inverse à celle qui caractérise la période d'activité.

Mais ces appareils sont sous la dépendance directe de l'innervation ; par conséquent, nous devons également admettre qu'à chaque fois qu'il y aura ralentissement de la respiration et de la circulation, le système du grand sympathique (excitateur des viscères) sera moins inondé de sang artériel et qu'il enverra des décharges nerveuses moins fortes, et cela à cause d'une loi physiologique qui, dans ce cas, est exacte, à savoir qu'un appareil qui fonctionne énergiquement a besoin davantage de sang rouge que lorsqu'il est inactif.

Donc,

Augmentation de la respiration, accélération de la circulation et élévation de la température, sont la caractéristique de la veille. — Diminution de la respiration, ralentissement de la circulation et abaissement de la température, sont la caractéristique du sommeil.

Désoxygénation et carboniquation.

> La fatigue produite dans les muscles par l'accumulation de l'acide lactique et de la créatine que le travail y faisait naître, le sommeil déterminé par la présence d'une grande quantité d'acide carbonique dans le cerveau, ne sont-ils pas les effets du travail de la machine qui s'arrête lui-même et donne ainsi du temps aux organes pour réparer les pertes causées par l'usure de la matière musculaire ou nerveuse ?
>
> (Moleschott.)

Nous sommes arrivé au moment critique, et il s'agit de résoudre deux questions de la plus haute importance :

1° Pendant le sommeil, existe-t-il plus ou moins d'oxygène dans le sang, ou mieux, les éléments histologiques sont-ils en contact avec plus ou moins de gaz vivifiant que pendant la veille ?

En effet, ce n'est pas une raison, parce qu'un liquide contiendra en dissolution une substance en plus grande quantité, que les tissus en profiteront davantage, si cette substance est employée à d'autres usages.

Au moment où le sommeil nous surprend, le nombre des globules rouges est le même ; il y a autant d'oxygène que pendant la veille, mais cet oxygène va être employé exclusivement à des phénomènes de réduction, à des transformations ayant pour but d'emmagasiner les matériaux indispensables au mouvement biologique qui recommencera au réveil.

C'est ce qu'on pourrait appeler un état latent d'oxygénation, qui deviendra actif pendant la période d'activité.

La *quantité* des globules n'est pas changée ; mais on ne

saurait en dire autant de la *qualité*, et pendant quelques heures, ils vont se combiner avec moins d'oxygène, à cause de la pause respiratoire qui va augmenter et des inspirations qui seront moins profondes.

Sommer admet la désoxygénation de l'organisme comme cause de l'hypnotisme normal.

Paul Bert place sous une vaste cloche, sur un trépied à claire-voie, un lérot bien éveillé ; au-dessous de lui, des fragments de potasse absorbaient l'acide carbonique ; un petit orifice permettait à l'air de remplir le vide ; ainsi fait, de telle sorte que l'épuisement de l'oxygène se faisait fort lentement. Le lérot était le surlendemain en pleine hibernation, malgré un soleil ardent et une température extérieure de 14 degrés. Paul Bert considère l'engourdissement produit dans cette expérience par la *privation* d'oxygène.

Il résulte des recherches de Gréhant qu'une inspiration de cinq cents centimètres cubes renouvelle mieux l'air dans les poumons que deux inspirations, chacune de trois cents centimètres cubes ; et il fait remarquer, à ce sujet, que les malades qui font des mouvements respiratoires nombreux, mais présentant peu d'amplitude, renouvellent moins bien l'air intra-pulmonaire que dans les conditions normales.

Cette réflexion peut être appliquée aux dormeurs.

Quand nous sommes endormis, les globules charrient l'oxygène beaucoup plus lentement, et les tissus profonds respirent dans un milieu plus pauvre en oxygène.

Si pendant l'activité, un centimètre carré de muscle est, dans l'espace d'une seconde, en contact avec un million de globules, et si, pendant le repos, il ne reçoit que les deux tiers de ce nombre, on voit de suite qu'elle énorme différence il y aura au bout de huit heures de sommeil.

On comprend aisément que, si à l'état physiologique chaque battement du cœur laisse passer cent quatre-vingts à deux cents grammes de sang chez l'adulte ayant en moyenne cent mille pulsations par jour, quelle proportion différentielle il y aura pendant le ralentissement cardiaque du repos nocturne. De plus, l'abaissement de la température s'opposera à l'absorption de l'oxygène, ainsi que l'a démontré Cl. Bernard, qui admet aussi que tout organe au repos est *anémié*.

2° Le liquide nourricier contient-il plus d'acide carbonique que pendant la veille ?

Nous savons que l'oxygène est à l'état de combinaison dans l'hématie et que le gaz carbonique est dissous dans le sérum.

La physique nous enseigne qu'un gaz se dissout d'autant plus facilement dans un liquide que ce dernier est plus froid. L'abaissement de la chaleur animale est donc une circonstance qui favorisera la dissolution de l'acide carbonique dans le sang.

Manassein a constaté sur les animaux soumis à la réfrigération une augmentation des dimensions du globule, et Vulpian a vu que le volume du globule augmente dans la cyanose.

Cette dilatation nous indique que l'hématie est saturée d'un gaz, et ce ne peut être de l'oxygène, puisque les globules sont plus foncés, plus bruns.

Le refroidissement graduel met les mammifères dans des conditions identiques avec les animaux à sang froid, et nous allons voir que ceux-ci sont très sensibles à l'influence de l'acide carbonique, pour cette raison toute simple que leur sang en renferme davantage.

« Ainsi les reptiles redoutent beaucoup plus que les

» mammifères et les oiseaux l'influence de l'acide carbo-
» nique.

» C'est là un résultat singulier, que ne pouvait guère
» faire prévoir ce qu'on sait et ce qu'on dit de la len-
» teur de leur respiration et de leur résistance à l'as-
» phyxie.

» Cl. Bernard a indiqué depuis longtemps que : lorsque
» l'acide carbonique de l'atmosphère, en proportion trop
» considérable, s'oppose à la sortie de l'acide carbonique
» du sang, l'animal meurt empoisonné par l'acide carbo-
» nique formé dans ses tissus.

» Pour que l'acide du sang puisse s'échapper, il faut
» évidemment que la pression de la part de l'acide car-
» bonique de l'air soit moindre que la force qui tend à
» le rejeter, que sa tension dans le sang.

» Nous comprenons maintenant les raisons pour les-
» quelles les animaux à sang froid redoutent plus que
» les animaux à sang chaud l'influence de ce gaz. La tem-
» pérature élevée du corps de ces derniers est une des
» forces qui tend à chasser au dehors l'acide carbonique
» du sang; chez les autres, le sang est à la température
» de l'air, et toute modification dans la température agit
» en même temps sur la pression extérieure et sur la ten-
» sion intérieure de l'acide carbonique. » (Paul Bert.)

N'oublions pas qu'à l'état normal nous perdons par la respiration cutanée plus d'acide carbonique que par les poumons.

Cette exhalaison est favorisée par la température, tandis que pendant le sommeil, le refroidissement cutané et la diminution de la circulation périphérique s'y opposent et sont deux des principales causes qui retiennent le gaz carbonique dans le sang veineux.

Si tout ce que nous venons de dire est vrai, la couleur

du sang doit être plus foncée que pendant la période d'activité, et cela n'est pas. Les auteurs qui ont constaté la rutilance du sang ont fait presque toutes leurs expériences pendant le sommeil artificiel, ce qui n'est pas tout à fait la même chose. Même dans ce cas particulier et malgré la couleur rouge, il y a désoxygénation du sang, et nous pouvons, en parlant du chloroforme, dire avec Dumeril, Demarquay, Bouisson, etc. :

« Devons-nous croire que c'est en ralentissant la circu-
» lation, puis en empêchant l'oxygénation du sang, que
» nous lui voyons produire des abaissements de plusieurs
» degrés ? C'est présumable. »

Offret dote l'hydrate de chloral du pouvoir de faire obstacle au conflit entre l'oxygène de l'air et les globules sanguins. L'économie n'étant plus suffisamment pourvue d'oxygène, le sommeil survient.

D'autre part, il est admis que le chloroforme brûlé dans l'économie laisse, comme résidu, du chlore, de l'eau et de l'acide carbonique, d'où il résulte que l'oxydation complète du chloral donne comme produits intermédiaires du chloroforme et de l'acide formique, et comme produits ultimes, de l'eau, du chlore et de l'acide *carbonique.*

Rappelons encore, pour expliquer cette rutilance du sang pendant l'hypnotisme normal, que le gaz vivifiant n'est pas le seul à posséder cette propriété.

Le chlorure de sodium, l'émétique pris longtemps, l'oxyde de carbone, la possèdent à un aussi haut degré, et certes, on ne nous soutiendra pas que c'est par leur oxygène, puisque le sel marin n'en contient pas et que l'oxyde de carbone chasse l'oxygène de sa combinaison avec l'hématie pour en former une plus stable, tout en rendant le globule inerte et incapable de remplir ses fonctions.

Enfin d'autres expérimentateurs ont trouvé de l'*oxyde de carbone* après l'administration du chloral.

Il suffit de jeter un coup d'œil sur les formules chimiques de l'alcool, de l'éther, du chloral, du chlorydrate de morphine, etc., pour voir combien elles sont riches en carbone et hydrogène, et pauvres en oxygène.

Cependant le sang reste rouge pendant le calme anesthésique.

Il ne faut pas confondre rutilance avec oxygénation.

L'année dernière, j'ai eu l'occasion de faire l'autopsie d'un jeune homme que j'ai pu observer pendant deux mois avant sa mort.

C'était un lypémaniaque très anémié et continuellement dans un état de somnolence. Son pouls n'a jamais dépassé quarante-quatre pulsations à la minute, et à l'ouverture du cadavre, le cerveau était congestionné et les veines turgescentes contenaient un sang couleur ardoise ; en outre, deux tumeurs étaient situées dans la couche optique.

Tout ce qui précède nous amène insensiblement aux conclusions suivantes :

Durant le sommeil physiologique ou artificiel, le sang est plus pauvre en oxygène et plus riche en acide carbonique, et par suite de ces modifications, il en résulte une désoxygénation et une carbonication de la matière organisée.

Insensibilité proportionnelle à l'intensité du sommeil.

Durant les heures de repos, il existe une insensibilité qui est en raison directe du degré d'engourdissement.

Ceci nous conduit à analyser la nature de la sensibilité générale.

Le premier degré de la sensibilité est la simple sensation de contact.

A l'état normal, lorsque j'appuie la main sur un corps dur, j'éprouve cette sensation; si pour un motif quelconque j'augmente graduellement la pression, la sensation deviendra plus forte, puis pénible et enfin douloureuse.

Cet effet ne tient pas seulement à la compression supportée par les filets nerveux, puisque l'épiderme étant enlevé, le moindre attouchement se traduira par de la souffrance, comme dans l'hypéresthésie.

On peut en dire autant des muqueuses, qui sont plus sensibles (lèvres, narines, langue), et sur lesquelles un chatouillement produit par une barbe de plume devient intolérable.

Cette sensibilité cutanée est *indispensable* à l'existence. Sans elle la locomotion serait presque impossible, et la main, ce merveilleux instrument, perdant la faculté du toucher, deviendrait inutile à l'être humain, qui ne pourrait pourvoir à ses besoins les plus impérieux.

La déglutition ne pouvant s'opérer convenablement, les liquides tomberaient dans la trachée en déterminant l'asphyxie.

C'est elle encore qui nous avertit des changements de température, qui nous invite à nous couvrir plus chaudement et qui nous met en garde contre des refroidissements brusques et pernicieux.

La douleur, qui n'est qu'une exagération de la sensibilité normale, a ceci de spécial qu'elle nous fait éviter très vite le danger, comme dans le cas où nous touchons par mégarde un corps brûlant et qu'alors une seconde de plus suffirait pour désorganiser la peau.

Pendant mon internat à l'Asile de Saint-Dizier, j'ai donné mes soins à un jeune cataleptique qui, échappant à la surveillance, s'était appuyé l'épaule sur un poêle chauffé au rouge. Ce malheureux était resté impassible jusqu'au moment où l'on vint lui porter secours, et le moignon de l'épaule était entièrement détruit.

Est-il nécessaire de rappeler combien sont fréquentes les mutilations volontaires chez les aliénés persécutés, qui se crèvent les yeux, s'arrachent les ongles, se déchirent les parties sexuelles sans manifester la moindre douleur?

Tout le monde connaît l'histoire de ce pauvre fou, affecté d'*autophagie,* qui découpait de larges lambeaux de chair sur les diverses parties de son corps, puis les dévorait avec bonheur.

Pour l'homme sain d'esprit, vouloir vivre c'est savoir supporter la souffrance.

Citons maintenant des faits et examinons la solidarité existant entre le sommeil et la douleur.

L'analgésie, qui se rencontre pendant le repos nocturne, dépend :

1° Du refroidissement périphérique et de celui du milieu intérieur ;

2° De la diminution des mouvements respiratoires et de leur amplitude moindre ;

3° D'une plus grande quantité d'acide carbonique dans le sang.

L'expérience nous montre qu'à chaque fois qu'un organe est refroidi, sa sensibilité diminue, et qu'il arrive un degré de réfrigération où elle est abolie.

Il suffit d'appliquer de la glace sur le cerveau d'une grenouille pour l'anesthésier en totalité.

En hiver, lorsque nos doigts sont très froids, nous pouvons les pincer, les mordre sans rien ressentir, et il n'est pas nécessaire pour cela qu'ils soient blancs et exsangues, car une ligature ayant pour effet d'empêcher la circulation de retour, et qui fait rougir l'extrémité digitale, amène un résultat identique. Dans ce cas particulier, l'analgésie est due à la stase veineuse et au manque d'oxygénation des tissus.

En Russie, les passants se préviennent réciproquement de l'aspect de leur nez, quand il indique un état de congélation pouvant entraîner la perte de l'organe sans qu'on s'en aperçoive.

En chirurgie, l'emploi des réfrigérants est usité dans beaucoup de petites opérations, telles que l'ablation d'un sein, l'arrachement d'un ongle.

En refroidissant un animal, on peut l'étouffer sans qu'il ait de convulsions, et il en est de même pendant l'engourdissement hibernal.

Durant la période d'activité, la douleur sera d'autant mieux perçue que les éléments seront plus inondés de sang artériel ; ce qui revient à dire : Plus il y a d'oxygène plus il y a de douleur, ou mieux : L'intensité de la souffrance est proportionnelle à l'oxygénation des tissus vivants.

Mais cette quantité d'oxygène dépend de la respiration.

» Par la respiration, nous ne réglons pas seulement les » impressions de l'odorat, mais aussi, et d'une manière » presque aussi efficace, les sensations qui dépendent du

» sens du toucher. Tout le monde sait que nous retenons » notre haleine quand nous éprouvons de la douleur. » Mais ce qu'on ne sait pas aussi bien, c'est qu'en rete- » nant notre respiration nous obtenons ce résultat d'a- » mortir la douleur. L'explication du fait est simple. » Quand on ne respire pas, le cerveau reçoit pendant » quelque temps un sang moins artériel ; or, la *qualité* » artérielle du sang est si nécessaire à la sensation, qu'une » forte compression des deux artères carotides suffit à » nous enlever le sentiment.

» Une expiration prolongée, comme celle qu'on exé- » cute dans le gémissement ou dans le cri, produit le » même effet ; elle arrête l'échange qui s'opère entre » l'acide carbonique des poumons et l'oxygène de l'air, » et de plus elle retient mécaniquement le sang veineux » dans la cervelle. » (MOLESCHOT.)

Dupuytren, dont la brutalité est légendaire, souffletait les malades, qui supportaient sans se plaindre les grandes opérations, et cette conduite, si cruelle en apparence, ne saurait trouver son excuse que dans ce qui précède. L'illustre chirurgien avait remarqué que ceux qui concentraient leur douleur étaient ensuite enlevés par des accès de délire nerveux. C'était pour les forcer à crier qu'il employait des moyens extrêmes.

La femme qui accouche se plaint au début, puis gémit et pousse enfin des cris dont l'intensité est proportionnelle aux souffrances.

Le professeur Pajot nous racontait qu'il pouvait, à distance, suivre toutes les phases de l'enfantement, et qu'un jour, Antoine Dubois, faisant un cours à l'hôpital des cliniques, et entendant un cri déchirant qui était, pour son oreille exercée, l'expression de la suprême douleur, dit à ses élèves : « Que deux d'entre vous se détachent et montent dans la salle, ils pourront constater qu'en ce moment la tête de l'enfant passe.

L'homme qui éprouve une névralgie atroce, emploie un autre moyen pour consommer son oxygène ; et, tout en poussant des cris, il s'agite, se démène ; il fait appel à l'appareil musculaire pour dépenser en mouvements le principe de sa douleur, et les convulsions, qui ne sont qu'un genre de contraction morbide, font aussitôt disparaître la douleur.

L'épilepsie, qui est le type de l'état convulsif, rend l'organisme entier tout à fait insensible aux excitants les plus énergiques.

Enfin, la dernière cause et la plus importante de l'analgésie, est la présence d'une plus grande quantité d'acide carbonique dans le sang.

Dans la douleur, l'exhalation d'acide carbonique par les voies respiratoires est moins considérable. (Expérience de Proust.)

Percival a employé ce gaz en bains dans les affections douloureuses, et qu'il s'agisse d'un bain local ou général, on arrive en le prolongeant à déterminer un certain degré d'anesthésie cutanée, déjà signalée par Chaptal.

Je ne crois pas qu'on ait encore démontré l'impossibilité de la formation d'oxyde de carbone dans le torrent circulatoire.

Les décompositions et combinaisons chimiques qui se font en présence des nombreux sels contenus dans le sang nous permettent de penser que l'oxyde de carbone peut se former à l'état naissant en quantités minimes.

Or ce gaz, éminemment toxique, ne saurait s'y trouver qu'en faibles quantités ; mais il possède la propriété de donner au globule une rutilance exceptionnelle, et il est de plus anesthésique.

Le professeur Tourdes, de Strasbourg, a établi par des expériences rigoureuses que ce gaz inhalé détermine les mêmes symptômes que le chloroforme et l'éther.

Tourdes rappelle également dans son *Mémoire* les symptômes d'anesthésie qu'on observe chez les ouvriers employés dans les hauts-fourneaux.

« L'intoxication par l'oxyde de carbone met les animaux » dans des conditions analogues aux animaux à sang froid ; » la température s'abaisse d'une manière considérable, si » on a soin de ne faire agir l'oxyde que lentement et » graduellement.

» On comprend très bien qu'il soit possible de passer » de la sorte par tous les degrés possibles d'anémie.

» Dans l'asphyxie par la vapeur de charbon, les ani- » maux perdent d'abord leur *sensibilité*, ce qui est dû à » une *altération* du sang, qui empêche ce liquide de » transporter l'oxygène dans l'économie. » (Cl. Bernard.)

Dans toutes les circonstances où le liquide nourricier sera plus chargé en gaz carbonique, cet effet se produira.

C'est pour cette raison que les individus sanguins, possédant une plus grande quantité de globules rouges, ressentent mieux la souffrance que les anémiques.

Moïse a dit que la vie du corps réside dans le sang, et Critias, le tyran philosophe d'Athènes, prétendait que le sang du cœur est la conscience de l'homme.

Résumons-nous en disant que toute circonstance empêchant l'absorption du gaz vivifiant et favorisant la dissolution de l'acide carbonique dans le sérum prédisposera au sommeil, à l'insensibilité et calmera la douleur.

Effets toxiques de la carboniquation du sang.

Sans recourir au fer, au charbon ; sans se briser le crâne sur un pavé, un homme énergique peut se suicider en employant le gaz carbonique fourni par ses propres tissus. Pour arriver à ce triste résultat, il faut faire une expiration prolongée, retenir ensuite son haleine, tout en contractant fortement les muscles expirateurs, exécuter l'effort (la glotte, dans ce cas, est toujours fermée) nécessaire pour soulever un pesant fardeau.

Les annales de la science renferment plusieurs faits de ce genre que Weber a recueillis :

« Galien raconte qu'un esclave étranger résolut de se » tuer un jour qu'il était dans une violente colère ; il » s'étendit par terre, retint sa respiration et périt après » être resté quelque temps immobile.

» Il y eut aussi des cas de mort remarquables chez les » étrangers. Tel est celui de Coma (1), qui doit avoir été » le frère de Cléon, le chef de brigands.

» Lorsqu'il fut pris à Enna, conduit devant le consul » Rupilius et interrogé sur les desseins des fugitifs, il prit » son temps, rassembla ses forces, enveloppa sa tête et » comprima sa respiration en s'appuyant sur ses genoux ; » il mourut ainsi tranquillement entre les mains de ses » gardiens et sous les yeux du consul.

» Appien raconte que lorsqu'il eut caché l'épée de » Caton d'Utique pour l'empêcher de se tuer, il dit : « Je » puis me tuer sans épée ; je n'ai besoin pour cela que de » retenir un moment ma respiration. » Un aruspice s'é-

(1) Curieuse coïncidence, en médecine coma signifie sommeil très profond.

» cria : « Tous seront esclaves, excepté moi ! » Et il se » suicida de cette manière. » *(De Bello civili.)*

On a pensé tout d'abord que la mort était alors le résultat d'une congestion cérébrale. Cette congestion doit être prise en haute considération. Mais je pense que dans ces cas particuliers, la cause déterminante réside dans l'état de carboniquation du sang qui arrête le cœur. Afin de prouver ce que j'avance, je vais suivre une progression croissante dans les accidents occasionnés par la présence de l'acide carbonique dans le liquide nourricier.

« Un jour que j'avais retenu ma respiration, certaine- » ment pas une minute, je perdis connaissance. Je me » suis souvenu ensuite que lorsque je sentis venir la » défaillance, je cessai de comprimer ma poitrine, et il » est probable que si je ne l'avais pas fait, cela aurait eu » des suites fâcheuses pour moi et que ma vie aurait pu » être mise en danger. » (WEBER.)

Moleschott admet que dans la syncope l'acide carbonique paralyse le cœur et que la mort arrive fatalement s'il ne survient une inspiration profonde. Lepelletier affirme que les enfants qui, dans un accès de colère, poussent des cris violents et soutenus, peuvent périr. Or nous savons que des cris soutenus calment la douleur en chargeant le sang de gaz carbonique.

Cyon a constaté que le contact d'un sérum saturé d'acide carbonique avec la surface interne du cœur, arrête subitement cet organe. Castell, plaçant un cœur de grenouille dans l'acide carbonique, voit cesser les mouvements après six minutes, tandis qu'ils persistent de douze à vingt-quatre heures dans l'air ordinaire.

Ce gaz est un poison musculaire agissant sur la fibre et déterminant sa rigidité.

D'après le dosage du sang, d'après son degré d'altération carbonique, on peut conclure :

Premier degré, *assoupissement*.
Second degré, *évanouissement*.
Troisième et saturation, *mort*.

Remarquons en terminant que dans l'effort expiratoire, la glotte étant fermée, le cœur est soumis à une pression intra-thoracique huit à dix fois plus forte, ce qui gêne beaucoup la systole du cœur et concourt à l'arrêter.

Tension électrique.

Les conditions nécessaires et suffisantes pour engendrer de l'électricité se trouvent réunies dans l'organisme vivant.

Les articulations, les tendons, les muscles séparés par leurs aponevroses, le sang dans ses canaux, sont autant de surfaces frottant, glissant les unes sur les autres.

L'assimilation et la désassimilation sont des sources d'électricité qui se développe et agit suivant la loi d'antagonisme des sections longitudinales et transverses des muscles.

Du Bois-Reymond (1), l'illustre physiologiste de Berlin, nous a appris que les nerfs sont le siége de courants électriques. Il a montré en outre que ces courants circulent dans les nerfs à l'instant où le cerveau envoie au muscle l'ordre de se contracter. Les muscles sont aussi le siége

(1) Ce nom est français, et il est probable qu'un des ancêtres de Du Bois-Reymond a émigré, comme tant d'autres, au moment de la révocation de l'édit de Nantes.

de phénomènes électriques qui se modifient au moment de leur contraction.

« Un muscle, dans les conditions normales et au repos,
» possède un état électrique déterminé. La surface exté-
» rieure est électrisée positivement, tandis que la coupe
» perpendiculaire à la direction de ses fibres est chargée
» d'électricité négative.

» D'après ce que je viens de dire, mes deux mains sont
» électrisées, car la surface extérieure de leurs muscles
» est chargée d'électricité, et celle-ci se propage à travers
» la peau jusqu'à l'extérieur. Mes deux mains au repos
» sont chargées d'électricité de même signe, en quantité à
» peu près égale. Aucun courant ne peut ainsi se produire
» si je saisis les deux poignées de zinc qui terminent les
» fils du galvanomètre, car il y a équilibre entre deux
» états électriques semblables, agissant en opposition l'un
» avec l'autre. L'aiguille aimantée reste sensiblement
» immobile.

» Mais si je contracte les muscles d'une des mains, je
» détruis en partie l'état électrique qui existait de ce côté,
» et la main non contractée conservant son état élec-
» trique, un courant se produit qui dévie l'aiguille
» aimantée. » (Marey.)

Pendant l'activité diurne, il se fait un développement considérable d'électricité ; mais les décharges nerveuses sont plus fréquentes ; cette électricité est dépensée au fur et à mesure qu'elle se dégage par le travail musculaire ou intellectuel.

« Toutes les fois qu'un nerf devient *actif*, il se produit
» une *diminution* de son courant propre, ce qui est indi-
» qué par l'aiguille d'un galvanomètre mis en rapport avec
» ce nerf.

» Cette diminution résulte d'un changement mollécu-

» laire qui se produit dans l'intérieur du nerf, change-
» ment qui produit dans le muscle une contraction, et
» quand il arrive au cerveau, une sensation ; en d'autres
» termes, la sensation est un travail et il faut pour ce
» travail qu'il y ait une certaine force dépensée, trans-
» formée.

» Les forces électriques qui servent à produire la sen-
» sation ne pourraient en même temps ni remuer une
» aiguille aimantée, ni produire une décomposition chi-
» mique, vu que, produisant un travail intérieur, elles ne
» pourraient produire un travail extérieur en même
» temps. » (Th. Ribot.)

Il résulte de ces principes qu'un homme dépensant beaucoup de force musculaire ne saurait poursuivre un travail intellectuel productif. L'attaque épileptique, qui est l'expression extérieure d'une décharge nerveuse d'une violence incomparable, abolit instantanément la conscience.

Les convulsions cloniques continuent tant qu'il y a développement d'électricité, puis avec l'épuisement nerveux surviennent la résolution et le coma réparateur, qui sera d'autant plus profond que l'attaque aura été longue ou violente. Après l'assoupissement comateux, le malade ne reprend ses sens que lentement, et quelquefois, comme cela arrive aux épileptiques qui tombent pendant la nuit, il ne garde aucun souvenir de la crise.

On ne saurait comprendre le retour à l'état primitif (nous ne parlons pas des simples vertiges après lesquels il ne reste que de l'hébétude) sans le sommeil de la fin, qui est indispensable à la réparation. Cette phase de transition entre un état convulsif morbide et l'activité ordinaire de la vie, est quelquefois soumise à la loi de l'intermittence, et alors nous assistons à des attaques en série, entraînant parfois la mort par suite d'une dénutrition exagérée.

« Le nerf ne peut pas créer d'électricité sans consommer » quelque chose ; la source dernière de ces forces que » le nerf transforme en lui, ce sont les matériaux que le » sang lui fournit. Le nerf se nourrit de ces matériaux, » comme la pile se nourrit de zinc et d'acide. » (WUNDT.)

Ainsi l'électricité qui se dépose sur les sections longitudinales et transverses des muscles, reconnaît comme point de départ le résultat des actions chimiques de l'organisme, ainsi que les expériences de Bequerel le montrent bien nettement.

Mais la nature des agents électriques et nerveux est-elle identique ? Nous ne pouvons pas plus admettre deux sortes d'électricité que deux espèces de chaleur ou de lumière.

Les poissons électrogènes, tels que les torpilles et les raies, communiquent des secousses comparables à celles d'une machine électrique ; la production d'électricité est soumise à leur volonté, et cette électricité décompose l'eau et les sels et donne une étincelle à l'aide d'un multiplicateur.

Une autre preuve, c'est que la force nerveuse neutralise et renverse les courants électriques qui existent dans les nerfs et les muscles à l'état de repos.

Ceux qui combattent cette théorie s'appuient sur l'énorme différence de vitesse entre les fluides électrique et nerveux. M. Gaugoin a montré que dans les corps mauvais conducteurs, tels que les liquides, l'électricité chemine avec une extrême lenteur, et que dans un fil de coton mouillé, l'agent électrique marche plus lentement que ne le fait l'agent nerveux.

Je n'oublierai jamais l'impression que j'éprouvai la première fois que je mis à découvert un cerveau humain. En voyant ces nombreuses circonvolutions séparées par des anfractuosités et isolées par des membranes (Bequerel a démontré que deux liquides séparés par une membrane pouvaient constituer une source électrique puissante) baignant dans des liquides, étant le siége de phénomènes d'endosmose et d'exosmose, je ne pus m'empêcher de comparer ce sublime organe à une pile à auges. Il me semblait naturel de penser que dans ce condensateur s'accumulaient les deux fluides de nom contraire, que sous des influences inconnues ou l'action de stimulus extérieurs et intérieurs, se produisait la recombinaison et occasionnait les mouvements volontaires ou involontaires des deux vies.

En 1872, le docteur Pigeau a annoncé à l'Académie de médecine qu'il avait constaté que la substance grise nerveuse est une substance condensatrice où existe de l'électricité à l'état de tension.

D'après ce que nous venons de voir, le pouvoir électrique décroît pendant les contractions, et la conductibilité des fibres nerveuses a pour effet l'usure du tissu nerveux.

Durant les heures de repos, le gain l'emporte sur la dépense, qui est presque nulle ; il y a condensation d'électricité dans les centres nerveux, électricité qui reste à l'état latent et nous procure au réveil cette sensation de bien-être, de vigueur nouvelle qui nous engage à dépenser les forces acquises. Nous pouvons donc dire que pendant le sommeil naturel la tension électrique est plus forte que pendant la veille.

Circulation cérébrale.

Je ne crois pas qu'on ait jamais bâti davantage de théories que sur la circulation intra-crânienne pendant le repos nocturne. Les observations les mieux faites sur des blessés, les vivisections entreprises avec le plus de sagacité sur les animaux anesthésiés, paraissent contradictoires.

D'abord on s'est beaucoup occupé de la *quantité* du sang contenu dans l'encéphale, et pas assez de sa *qualité* et de son *altération*.

Les uns ont vu les membranes hypérémiées, les veines turgescentes, et en ont conclu à une congestion de la pulpe cérébrale. Les autres ont constaté de l'ischémie, de l'anémie relative, et ont vu tout aussi clair que les premiers. Il suffit de s'entendre.

Le sommeil, comme tous les phénomènes physiologiques, n'est pas un, mais une succession de phénomènes; il présente plusieurs phases, et le sommeil, quoique profond, qui est agité par des rêves et présente un dévergondage des idées, ne ressemble pas au sommeil paisible.

Les premières heures de repos ne sont pas identiques avec celles du matin.

Le commencement n'est pas la fin, et le milieu est une ligne de démarcation.

Aux partisans de la compression cérébrale par suite d'afflux sanguin, je répondrai qu'un épanchement séreux détermine aussi bien l'engourdissement intellectuel, et que dans l'apoplexie séreuse, le coma avec résolution musculaire survient aussi vite.

Des tumeurs cérébrales, comme celles que nous avons trouvées à l'autopsie du jeune homme dont nous avons parlé, suffisent; mais alors, dans ces cas de compression et d'altération de la pulpe cérébrale, il y a somnolence continuelle, avec stupeur et même stupidité.

Aux observateurs qui ont constaté de l'hypérémie, je dirai qu'elle existe pendant les premières heures et dénote *toujours* une grande *activité psychique* du cerveau, avec incohérence des idées.

« Dans un cas de blessure du crâne où il y avait perte » de substance considérable, Caldwel a observé que le » cerveau restait presque immobile dans son enveloppe » lorsque le blessé était plongé dans un sommeil calme; » lorsqu'il *rêvait,* il augmentait de volume et venait faire » saillie au travers de la perforation du crâne, lorsque » les rêves avaient une grande vivacité.

» Hammond, chirurgien en chef pendant les dernières » guerres d'Amérique, a vu chez un individu qui *rêvait* » *tout haut* que le cerveau présentait une certaine tur- » gescence pendant les rêves, ainsi que l'avaient déjà » observé Blumenbach et Dendy. »

Mais cette hypérémie, quoique contenant du sang artériel, est plutôt comparable à un afflux de sang veineux, et en voici la raison :

La position horizontale doit entrer en ligne de compte. Dans cette attitude, la pesanteur agissant suivant le diamètre occipito-frontal, le réseau vasculaire se videra plus lentement, et il y aura stase sanguine à la partie inférieure.

En outre, supposez (je vais répéter ce que j'ai dit à propos de la nutrition du tissu musculaire) qu'un centimètre cube de tissu nerveux ait besoin, pour fonctionner normalement, d'un million de globules rouges en une seconde. Vous savez que pendant le repos les respirations sont diminuées d'environ un quart, et que la circulation générale est ralentie. Si en une seconde le centimètre cube de pulpe cérébrale n'est imbibé que par le tiers ou le quart des globules rouges nécessaires, son fonctionnement sera affaibli.

On peut dire que cette demi-stagnation excitera moins l'élément nerveux.

Il n'y a pas que dû sang artériel à traverser le cerveau, et il faut ajouter la quantité de sang veineux. Souvenez-vous encore qu'il y a, pendant le sommeil, une exhalaison moindre d'acide carbonique ; qu'à cause du refroidissement du milieu intérieur, ce gaz se dissout en plus grande quantité dans le sérum, et que d'un autre côté il y a aussi désoxygénation du sang.

Au contraire, pendant les dernières heures, tandis que la face est pâle, que l'association des idées est moins confuse, présente même un certain degré d'enchaînement dont on garde le souvenir au réveil, il existe de l'anémie. C'est la période déplétive du cerveau, c'est le véritable moment réparateur, et comme l'a dit Cl. Bernard, tout organe qui repose est anémié.

A la fin de la somnolence, quand les excitants extérieurs, tels que la lumière traversant les cils, le frottement des draps, amènent des mouvements réflexes, nous entrons dans la dernière phase, qui est celle du réveil. A ce moment nous nous étirons les membres, ce qui a pour but d'accélérer la circulation périphérique ; nous nous frottons les yeux, ce qui excite les vaso-moteurs et ranime les couches optiques par l'intermédiaire des nerfs du même nom.

Résumons-nous en disant : Dans les circonstances ordinaires, un sommeil paisible et réparateur renferme trois phases bien distinctes.

Durant les premières heures, hypérémie avec activité

cérébrale, puis période de *transition* pendant laquelle la cellule nerveuse répare le mieux ses pertes, ou *pause* cérébrale ; enfin anémie relative se terminant par la réactivité matinale du réveil.

Personne ne peut affirmer qu'il a rêvé sans interruption pendant une nuit entière ; que son cerveau a constamment élaboré des conceptions, et si cela arrivait, ce serait un état morbide.

Nous savons qu'en saine physiologie tout tissu organisé doit se reposer.

Nous savons encore que l'activité cérébrale exige une dénutrition tout aussi grande, si ce n'est plus, qu'un travail manuel, et que tout organe qui est actif a besoin d'un apport de sang rouge plus considérable.

Si pendant toute la durée du repos nocturne il y avait afflux artériel, ce serait admettre la continuité des opérations intellectuelles, ce qui reviendrait à dire que le sommeil serait une dépense continuelle de force nerveuse ; qu'au lieu d'être réparateur, il serait fatigant, et qu'au réveil nous ressentirions une lassitude générale et non du bien-être.

Pourquoi le cerveau ferait-il seul exception à la loi commune ?

Pourquoi n'aurait-il pas, comme tous les autres organes, son instant de repos, sa pause comme le poumon, son silence comme le cœur ? Comment ! l'organe de la pensée peut accorder au cœur et au poumon des moments de repos, il peut à volonté mettre en jeu les divers appareils, les arrêter, et il ne pourrait s'attribuer un seul instant cette faculté inhérente et essentielle ! Autant dire au globule sanguin : Tu es le missionnaire de l'économie, tu iras porter le principe de la vie dans les régions lointaines, mais tu ne bougeras pas de place.

Toute manifestation intellectuelle étant accompagnée d'un mouvement cellulaire, si le cerveau ne peut enrayer un seul instant ce mouvement, c'est en faire l'humble serviteur des autres appareils, c'est le condamner à la continuité du mouvement, à une activité sans relâche, ce qui est absurde, parce que tout élément vivant a son temps de repos.

Enfin, si on refuse au maître du logis un repos absolu, on est obligé d'accorder à chacune de ses parties constituantes des pauses successives, et c'est la somme de ces sommeils partiels qui fait le sommeil général de l'organe, la réparation n'étant après tout que la prédominance de l'assimilation sur la désassimilation.

Causes somnifères.

« Le sommeil vient de ce que les centres, fatigués par » l'action, deviennent de moins en moins sensibles aux » stimulus extérieurs ; la veille vient de ce que les cen- » tres réparés pendant le repos deviennent de plus en » plus sensibles à ces stimulus. Dans la première partie » de la nuit, les muscles et les ligaments ne faisaient pas » l'effort nécessaire pour changer l'attitude : ils le font » vers le matin. La quantité de lumière qui traverse les » cils provoque des mouvements ; les excitations externes, » la vacuité de l'estomac suffit pour mettre fin au repos. » (SPENCER.)

Nous sommes loin de cette époque d'ignorance où l'on se moquait des propriétés soporifiques de l'opium, en disant qu'il faisait dormir parce qu'il possède une vertu dormitive.

En nous basant sur les effets du sommeil naturel et

artificiel, nous expliquerons facilement les causes qui le favorisent, le provoquent, ainsi que leur manière d'agir.

Rappelons ce que nous avons démontré : tout ce qui détermine le sommeil, occasionne une insensibilité à la douleur, proportionnelle à l'intensité de l'engourdissement.

Causes externes.

L'immobilité et l'obscurité prédisposent au sommeil, parce que les respirations diminuent en nombre et en amplitude, et que l'abaissement de la température ambiante réagit sur l'économie, favorise le rayonnement qui enlève au corps de la chaleur animale. C'est pour ce motif que tout ce qui entraîne le refroidissement de la peau nous invite à dormir. Exemple : les grands froids pendant lesquels on s'endort pour ne plus se réveiller ; le balancement du hamac, en facilitant dans les pays chauds l'évaporation cutanée ; les bains de rivière, en s'opposant à la perspiration cutanée et au dégagement de l'acide carbonique ; la somnolence irrésistible, qui s'empare des aéronautes dans les hautes régions, ainsi que des personnes faisant l'ascension d'une haute montagne, vient du refroidissement et de la raréfaction de l'air ; le sang n'étant plus assez oxygéné malgré les inspirations profondes, le besoin de dormir survient.

L'intrépide Gaston Tissandier, plus heureux que ses infortunés compagnons Sivel et Crocé-Spinelli, a pu reprendre de la vigueur et même avaler quelques bouchées en aspirant des ballonnets d'oxygène.

Cette influence, d'une moindre pression atmosphérique, se fait sentir en été, quand nous disons que l'air est lourd, ce qui est le contraire de ce qui a lieu. Alors nous nous étirons, nous bâillons et les sueurs profuses occasionnent par leur évaporation le refroidissement périphérique.

Les passes du magnétiseur, l'hypnotisme obtenu en faisant fixer un objet brillant, déterminent une hypérémie cérébrale coexistant avec l'insensibilité du sujet, et nous savons que l'attention étant fixée, les respirations diminuent. On sait encore qu'on réveille ces endormis en soufflant sur les yeux, ce qui fait contracter les capillaires et refluer le sang dans les couches optiques. Il suffit de balancer un canard ayant la tête sous l'aile pour l'endormir rapidement; dans ce cas, les causes efficientes résident en ce qu'on refroidit la peau, on suspend quelques secondes la respiration et on empêche, en même temps que l'oxygénation, le dégagement d'acide carbonique produit par les tissus. C'est une asphyxie passagère.

Causes internes.

La première est la lassitude résultant de l'épuisement nerveux et des modifications chimiques qui s'opèrent dans l'appareil musculaire.

La solidarité la plus étroite existe entre la contractilité et les combustions internes. Après une dépense exagérée, un nouvel apport de matériaux est nécessaire.

« Tous les animaux dorment après avoir mangé, et ce » repos est peut-être la conséquence d'une moindre oxy- » génation du sang et, par suite, d'une moindre excitation » des éléments musculaires et nerveux. » (Bert.)

Pendant la digestion, le sang est moins riche en gaz vivifiant, et une autre cause puissante vient s'ajouter, c'est la présence d'une plus forte quantité d'acide carbonique, ainsi que le montre l'analyse suivante faite par Cl. Bernard :

	Oxygène.	Acide carbonique.
Sang artériel à jeun. . .	21 06	»
Id. en digestion.	18 93	»
Sang veineux à jeun. . .	12 66	1 5
Id. en digestion.	9 93	2 8

Voici encore une preuve de ce que nous avons avancé en disant que le sommeil était caractérisé par une désoxygénation et une carboniquation.

Un proverbe dit : « Qui dort dîne » ; c'est en effet le meilleur moyen de lutter contre l'abstinence par un repos réparateur qui entrave les combustions. Le décubitus dorsal ralentit le jeu des poumons, le rhythme du cœur favorise la stase veineuse encéphalique. L'ingestion de l'alcool à hautes doses produit les mêmes effets chez l'individu ivre-mort, qui demeure insensible aux coups et aux blessures. De plus, l'alcool est très riche en carbone, et l'on sait qu'il se localise dans le cerveau chez les ivrognes endurcis.

Les inhalations d'éther, de chloroforme, de protoxyde d'azote, d'oxyde de carbone, amènent l'insensibilité à la douleur et le sommeil, en s'opposant à l'absorption de l'oxygène de l'air dans le poumon, et cela est tellement vrai, qu'on peut boire de grandes quantités des deux premiers soporifiques sans éprouver la moindre envie de dormir.

C'est par l'altération du sang que les narcotiques agissent sur les centres nerveux, provoquent l'engourdissement et l'anesthésie, comme le chloral et la morphine.

On raconte que Napoléon Ier, qui n'avait en moyenne que quarante-cinq pulsations à la minute, possédait la faculté de s'endormir quand bon lui semblait.

C'est pour les raisons déjà énumérées, qu'on dort plus vite dans une chambre très chaude à cause de la raréfaction de l'air : qu'il est dangereux et souvent mortel de coucher au milieu de fleurs, qui tuent par le dégagement de gaz carbonique.

Nous pouvons donc terminer en disant : Le sommeil naturel est le premier degré de l'asphyxie.

BIBLIOGRAPHIE

BAIN. Les sens et l'intelligence.

BERT. Leçons sur la physiologie comparée de la respiration.

BERNARD. Leçons sur l'asphyxie par la vapeur de charbon et sur la chaleur animale.

BICHAT. Recherches sur la vie et la mort.

BRICHETEAU. Influence des maladies incidentes sur l'aliénation. LANGLOIS, Thèse. Paris.

CALDWEL. Idem.

HAMMOND. Idem.

DRAPER. Revue scientifique.

DARWIN. L'Origine des espèces.

CYON. Dict. de Dechambre. Respiration, musculaire, carbonique, chloral.

CASTELL. Idem.

GAY. Idem.

GRÉHANT. Idem.

DEMARQUAY. Idem.

DUMERIL. Idem.

KABSCH. Idem.

OFFRET. Idem.

SIMPSON. Idem.

SOMMER. Idem.

MAREY. Production du mouvement chez les animaux Revue scientifique, mars 1867.

BOIS-REYMOND. Idem.

GAUGAIN. Idem.

LEPELLETIER. Physiologie.

MANASSEIN. Essai sur la physiologie et la pathologie de l'hématie. — JOLY, Thèse. Paris.

MOLESCHOTT. Les Régulateurs de la vie. Revue scientifique, 1871.

RIBOT. L'hérédité.

SPENCER. Principes de psychologie.

TOURDES. Mémoire. Académie des sciences.

WEBER. Archives générales de médecine, t. I.

WUNDT. Menschen und Thierseele.

(735) Imp. Jobard.

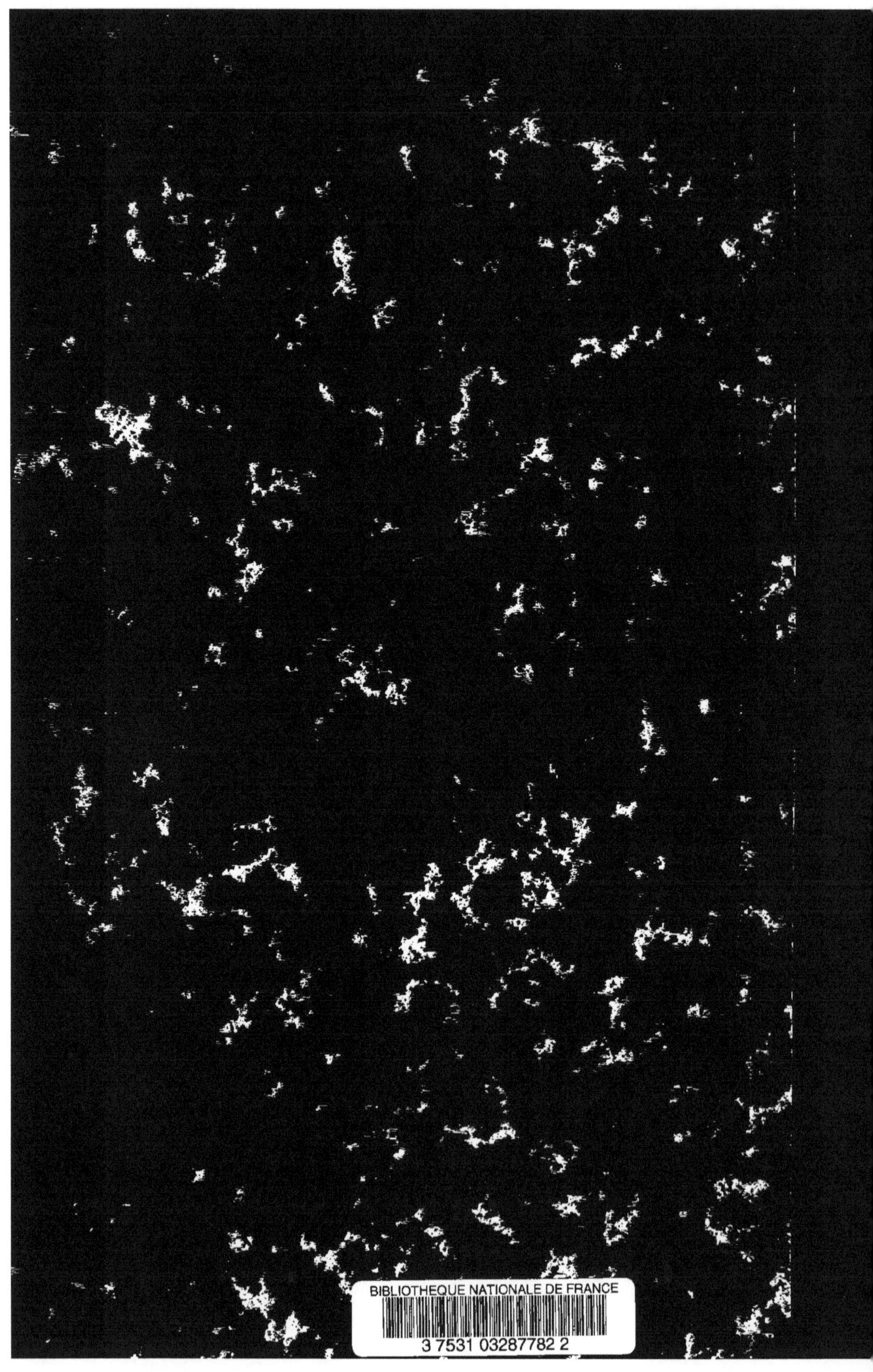

www.ingramcontent.com/pod-product-compliance
Ingram Content Group UK Ltd.
Pitfield, Milton Keynes, MK11 3LW, UK
UKHW012242240726
13966UKWH00003B/1236